ANNE PAPE

Heben und heben lassen

Anne Pape

Heben und heben lassen

Heben und Tragen bewegungsbehinderter Menschen

Pflaum Verlag München

Autorin:

Anne PAPE, leitende Krankengymnastin des Rehabilitationszentrums für Querschnittgelähmte der Orthopädischen Klinik und Poliklinik der Universität Heidelberg

Herausgeberin: Asta von Mülmann

Entstanden 1983 in dem Rehabilitationszentrum für Querschnittgelähmte der Orthopädischen Klinik und Poliklinik der Universität Heidelberg

Unter Mitarbeit von:
Horst Busse (Karikaturen)
Horst Brünler (Fotografie)
Dieter Klüppelberg (Physik)
Horst Kramer (Techn. Zeichnungen)

CIP-Kurztitelaufnahme der Deutschen Bibliothek

Pape, Anne:
Heben und heben lassen: Heben u. Tragen bewegungsbehinderter Menschen / Anne Pape. [Hrsg.: Asta von Mülmann. Entstanden 1983 in d. Abt. für Querschnittgelähmte d. Orthopäd. Klinik u. Poliklinik d. Univ. Heidelberg.
Unter Mitarb. von: Horst Busse . . .]. –
München: Pflaum, 1984.

ISBN 3-7905-0403-3

Titelfoto: Horst Brünler
Umschlaggestaltung und Layout: A.-M. Szabo
Gesamtherstellung: F. Pustet, Regensburg

Inhaltsverzeichnis

Geleitwort 7

Vorwort *11*

Einleitung *13*

Grundregeln zum Heben und Tragen 17

Anleitung (1–11) 23

  1   Anheben eines Patienten aus Rückenlage *23*
  2   Aufsetzen eines Patienten von Rückenlage zum Langsitz *29*
  3   Entlasten des Gesäßes im Rollstuhl *34*
  4   Ankippen des Rollstuhls *39*
  5   Überwinden einer Stufe mit dem Rollstuhl *43*
  6   Tragen eines Patienten mit Unterstützung von zwei Helfern („Australischer Hebegriff") *47*
  7   Anwendung des „Australischen Hebegriffes" beim Tragen eines Patienten vom Boden in den Rollstuhl *52*
  8   Übersetzen eines Patienten mit Unterstützung von zwei Helfern *58*
9 + 10   Übersetzen eines Patienten mit Unterstützung eines Helfers *64*
  11   Transport eines Patienten im Rollstuhl über die Treppe *76*

Vorstellung der dargestellten kleineren Hilfsmittel 81

Physikalische und funktionell-anatomische Gesichtspunkte zum „richtigen" Heben 86

Literaturhinweis *93*

Geleitwort

Für viele körperlich schwerbehinderte Personen manifestierte sich die Behinderung am nachdrücklichsten in der Beschränkung oder dem Verlust der Eigenmotilität, in der Unfähigkeit, sich von einem Ort zum anderen zu begeben, nicht selten schon aus dem Unvermögen, sich aus liegender Position aufzusetzen oder aufzustellen.

Für die pflegerische Versorgung dieses Personenkreises, also vor allem für Gelähmte oder für Personen mit ausgedehnten Gelenkversteifungen, mit Gliedmaßenverlusten oder chronischen Muskelerkrankungen, aber auch beispielsweise für Patienten mit schweren Herz-Kreislauferkrankungen oder für geriatrisch Kranke ergeben sich deshalb große Schwierigkeiten aus der Einschränkung der Bewegungsfähigkeit.

Die Frage, wie etwa ein schwergewichtiger tetraplegischer Mann ohne aufwendige technische Hilfe aus dem Bett in den Rollstuhl verbracht werden soll, erweist sich nicht selten als unlösbar mit der Folge, daß dieser Behinderte zu überwiegender oder vollständiger Bettlägrigkeit gezwungen ist.

Als Hilfe zur Bewältigung derartiger Schwierigkeiten legt Anne Pape eine praktische Arbeitsanweisung mit dem Titel „Heben und hebenlassen" vor.

Natürlich soll diese Formulierung, die einem glücklichen Einfall entsprang, Aufmerksamkeit erwecken. Sie verkehrt den passiven Tenor

7

einer Philosophie des „Leben und leben-lassen" in ein gezielt aktives Programm des Umgangs zwischen der behinderten Person und ihrem Helfer.

Bei Zugrundelegung dieses Programms und bei Nutzung der darin geschilderten Techniken erweist sich die Überwindung der Bewegungsbehinderung nämlich als *gemeinsame* Aufgabe für den Behinderten und den Helfer. Es handelt sich also nicht, wie wir es sonst vielfach aus der Pflege von schwerkranken Personen kennen, um Regeln für den unvermeidlichen Umgang mit einem „Objekt", sondern für das Zusammenwirken zweier „Subjekte". Während die nichtbehinderte Person, also der Helfer, seine eigenen Leistungs- und Bewegungsmöglichkeiten nutzbringend und kompensierend zur Verfügung stellt, intendiert der Betroffene, der Behinderte, die angestrebten Bewegungsabläufe trotz des Funktionsausfalls in den Bewegungsorganen, denkt sie mit, läßt sie als partnerschaftliche Leistung so günstig und kräftesparend wie möglich ablaufen.

Das „sich heben-lassen" wird also zu einer wesentlichen Eigenfunktion der behinderten Person, ihr Mitwirken führt zu einer gemeinsamen partnerschaftlichen Leistung und stellt damit nicht selten einen bedeutsamen Schritt der Rehabilitation dar.

Die hier geschilderten Techniken des „Hebens und Heben-lassens" gründen auf jahrelanger Erfahrung im praktischen therapeutischen Umgang mit querschnittgelähmten Personen und in der vielfachen Umsetzung dieser Erfahrungen in ein pädagogisches Konzept zur Unterrichtung von professionellen Helfern und von Angehörigen schwerbehinderter Erwachsener und Kinder. Sie erstreben als oberstes Prinzip den schonenden und kräftesparenden Einsatz der kostbaren menschlichen Arbeitskraft – gerade bei der Langzeitpflege des Schwerbehinderten muß die Belastung der Helfer so gering wie möglich gehalten, müssen die vorhandenen Kräfte so schonend wie möglich eingesetzt werden. Ein weiterer Gesichtspunkt ist das Bemühen um ein möglichst geringes Maß an Abhängigkeit von technischen Hilfen bei der pflegerischen Versorgung Schwerbehinderter. Erfahrungsgemäß erweisen diese sich vielfach als zwar klug erdacht und technisch wohlgelungen – in der praktischen Anwendung aber wirken sie eher als Fessel, Hemmnis und kaum zur Bewältigung der Behinderung geeignet. Schließlich sei darauf verwiesen, daß die hier empfohlenen Techniken des Hebens und Tragens von körperlich schwerbehinderten Personen bei konsequenter Anwendung auch von Helfern geleistet werden können, die nicht über überdurchschnittliche Kräfte und einen hochtrainierten körperlichen Leistungsstand verfügen.

Es sollen damit Möglichkeiten eröffnet werden, um die Chancen für den Verbleib einer schwerbehinderten Person in seiner gewohnten Umgebung, in der Familie, unter seinen Freunden zu sichern und die Unterbringung in Pflegeinstitutionen, wenn möglich, zu vermeiden.

Gleichzeitig möge diese Schrift den mit der Pflege und Behandlung befaßten Helfern innerhalb wie außerhalb der Institutionen als praxisnahe Anleitung zum verbesserten und erleichterten Umgang mit den ihnen anvertrauten behinderten Personen dienen.

Professor Dr. med. V. Paeslack

Vorwort

Die Möglichkeiten des Hebens und Tragens wurden in den letzten Jahren ständig verbessert. Der regelmäßige Umgang mit Helfern, Hebesituationen zu üben und der Erfahrungsaustausch mit den Betroffenen selbst haben uns wesentliche Impulse zur Bearbeitung dieses Themas gegeben.

Heben und sich heben zu lassen, stellt in der Zusamenarbeit und in dem Zusammenleben mit bewegungsbehinderten Menschen an alle Beteiligten hohe körperliche und menschliche Anforderungen.

Durch dieses Buch möchte ich Helfer anregen, sich durch ökonomisches Arbeitsverhalten das Heben zu erleichtern, um den eigenen Stütz- und Bewegungsapparat zu schützen. Für die Betroffenen selbst soll veranschaulicht werden, daß durch fachkundige Anleitung zum *richtigen* Heben und Tragen entsprechende Hilfeleistungen in den meisten Fällen zumutbar und durchführbar sind. Gleichzeitig möchte ich fachlich Interessierte zur weiteren Diskussion dieses Themas auffordern.

Allen, die zur Entstehung und zur Veröffentlichung dieser Arbeit beigetragen haben, danke ich herzlich für ihre engagierte Mitarbeit und ihre fachliche Beratung.

Anne Pape
Heidelberg, im Herbst 1983

Einleitung

Durch die medizinische und technische Weiterentwicklung in der Behandlung von körperlich schwerbehinderten Personen sind in den letzten Jahren durch Mitarbeiter verschiedener Berufsgruppen u. a. die Voraussetzungen für eine ganztägige Belastbarkeit im Rollstuhl geschaffen worden. Je nach Ausmaß der eingetretenen körperlichen Behinderung bleiben einige dieser Personen in der Gestaltung des täglichen Lebens in unterschiedlicher Weise von Hilfeleistungen des sie umgebenden Personenkreises abhängig. Diese Hilfeleistungen beziehen sich u. a. auf die neu eingetretene Rollstuhlsituation, z. B. Hilfeleistungen beim Fahren in unebenem Gelände oder über Bordsteinkanten oder auf Hilfeleistungen beim Übersetzen vom Rollstuhl ins Bett, auf die Toilette oder ins Auto.

Erfahrungsgemäß treten bei Mitarbeitern im klinischen und bei Helfern im häuslichen Bereich, die nicht mit den Prinzipien des „richtigen" Hebens und Tragens vertraut sind, durch die Fehlbelastung der Wirbelsäule beim „falschen" Heben häufig Rückenbeschwerden auf. Praktische Einweisungen in die notwendigen Arbeitsvorgänge haben dazu beigetragen, diese Beschwerden zu verringern oder zu vermeiden.

Durch die vorliegende Anleitung ist beabsichtigt, Helfer anzuregen, sich ihre eigenen Bewegungsabläufe zu planen, sich diese bewußt zu machen, zu kontrollieren und evtl. zu korrigieren. Für Unterrichtende an Schulen der medizinischen Assistenzberufe und Mitarbeiterschulungen in Rehabilitationszentren, könnte diese Anleitung als Unterrichtshilfe zum Thema „Heben und Tragen" dienen und einen Impuls zum Transfer auf andere Krankheitsbilder geben. Den Betroffenen selbst kann diese Anleitung als „Erinnerungsstütze" mitgegeben werden, um notwendige Anweisungen an Helfer außerhalb der Klinik weitergeben zu können.

Anhand verschiedener Alltagssituationen werden ökonomische Arbeitstechniken zum Heben und Tragen bildlich dargestellt, um Helfer zu körperschonendem und kräftesparendem Arbeitsverhalten anzuregen. Durch das Bildmaterial wird veranschaulicht, welcher Bewegungsweg geplant ist, wie der zu Tragende ggf. den Hebevorgang durch seine aktive Mitarbeit unterstützen kann und an welchen Körperabschnitten die Helfer ihn fassen werden. Das Bildmaterial wird ergänzt durch Erklärungen bezogen auf:

- die Ausgangsstellung des Patienten,
- die Ausgangsstellung der Helfer,
- die anzuwendenden Griffe,
- das Kommando für den Hebevorgang,
- das Kommando für den Trage- bzw. Bewegungsvorgang,
- das Kommando für den Bremsvorgang,
- evtl. Abänderungen bei unterschiedlichen Funktionsausfällen,
- Vorschläge zur Benutzung von zusätzlichen kleinen Hilfsmitteln.

Grundregeln werden den bildlich dargestellten Situationen vorangestellt, um zu verdeutlichen, was der Helfer zu vermeiden, was er zu beachten hat. Neben den spezifischen Grifftechniken werden kleinere Hilfsmittel wie das Rutschbrett, die Drehscheibe und der Hebegurt vorgestellt. Diese Hilfsmittel eignen sich für den Transfer von körperlich schweren Behinderten oder von solchen, die durch das Ausmaß ihrer Behinderung kaum mithelfen können. Gleichzeitig erleichtern diese Hilfsmittel körperlich untrainierten Helfern den Hebevorgang.

Leistungsfähige und technisch differenziert konstruierte Hilfsmittel sind zur Erleichterung von Hebevorgängen entwickelt worden. Sie

14

werden angeboten als mechanische und elektrohydraulische Hebevorrichtungen. Diese Hilfsmittel haben sich für alleinstehende Behinderte, für Helfer, die durch Alter oder eigene körperliche Mängel den Hebevorgang zwar unterstützen, aber nicht uneingeschränkt durchführen können und für spezielle Einrichtungen wie Altenheime, Pflegestationen und Krankenhäuser, wenn häufige tägliche Hebevorgänge erforderlich sind, bewährt. Der endgültigen Verordnung einer technischen Hebehilfe sollte eine exakte Einweisung des zu Hebenden selbst und des Helfers in den Umgang mit dem Hilfsmittel vorausgehen. Im häuslichen Bereich sollte z. B. überprüft werden, ob ausreichender Platz für die Benutzung des Lifters vorhanden ist, ob Bett bzw. Badewanne unterfahrbar sind, wo der Lifter bei Nichtbenutzung abgestellt werden kann und wie der Kundendienst geregelt ist.

Sorgfältige Vorüberlegungen gewähren den sinnvollen Einsatz notwendiger größerer technischer Hilfsmittel.

Grundregeln zum Heben und Tragen

Vermeide:

Eine kleine unsichere Unterstützungsfläche zu wählen!

Vermeide:

Den Rumpf beim Bücken, Heben, Tragen und Absetzen einer Last vorzubeugen!

Beachte:

Vergrößere deine Stabilität durch *breite* Schritt- bzw. Grätschstellung!

Beachte:

Schone deinen Rücken durch bewußtes Bewegungsverhalten:
- Hebe und trage bei aufgerichtetem Rumpf!
- Spanne Rücken- und Bauchmuskeln an, um die Wirbelsäule aktiv zu stabilisieren!
- Bücke dich durch Beugung deiner Hüft- und Kniegelenke!
- Hebe jede Last durch Streckung deiner Hüft- und Kniegelenke!

Vermeide:

Eine Last mit vorgestreckten Armen zu heben, zu tragen oder abzusetzen!

Beachte:

Hebe und trage jede Last *körpernah* durch Beugung der Ellbogen und Heranziehen der Oberarme an den Rumpf!
– Spanne deine Schultern an den Rumpf und verstärke so die aktive Stabilisation des Rumpfes!

Vermeide:

Ruckhafte Drehbewegungen in der Wirbelsäule beim Heben, Tragen und Absetzen einer Last auszuführen!

Beachte:

Hebe die Last nah an den Rumpf und trage sie erst dann an den gewünschten Ort (erst heben dann tragen)!
Aktiviere beim Heben und Tragen die einzelnen Körperab-

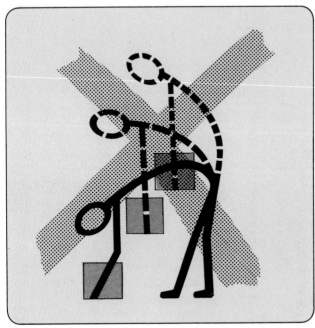

nicht so –

18

schnitte *kontinuierlich!*
Bewege dich durch Verlagerung
des Schwerpunktes deines Körpers und der Last in Hebe- bzw.
Tragerichtung!

Vermeide:

Dein Gleichgewicht zu ver-
lieren!

Beachte:

Balanciere dich während des
Hebens und Tragens einer Last
immer wieder über einer neuen
Unterstützungsfläche aus!
Überprüfe deine Stabilität am
Ende des Hebevorgangs, bevor
du den Tragevorgang beginnst!
Überprüfe deine Stabilität am
Ende des Tragevorgangs, bevor
du die Last absetzt!

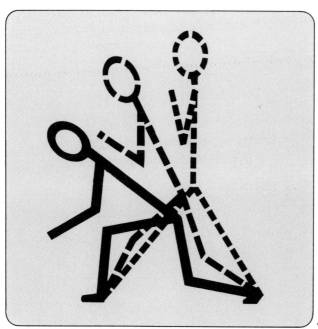

– sondern so

Vermeide:

Auszurutschen oder zu stolpern!

Beachte:

Trage sicheres Schuhwerk mit biegsamer, rutschfester Sohle! Wähle bequeme Kleidung, die vergrößerte Schrittstellung möglich macht!

Vermeide:

Deine eigene Kraft zu überschätzen!

Beachte:

Überprüfe deine eigene Kraft im Verhältnis zu der zu hebenden Last!
- Bitte um Mithilfe, wenn du dir über das Gelingen des Hebevorgangs unsicher bist!
- Plane den Hebevorgang gemeinsam mit deinem Helfer! Einigt euch über:
  - Ausgangs- und Endstellung,
  - über die Hebegriffe,
  - über den Bewegungsablauf,
  - über das Kommando!

Vermeide:

Den Patienten in seiner Person zu übergehen!

Beachte:

Erkläre dem Patienten die Reihenfolge des geplanten Bewegungsvorgangs, bevor du anhebst oder trägst!
- Erkläre an welchen Körperabschnitten du ihn anfaßt, wenn er mit dem Heben und Tragen noch nicht vertraut ist!
- Schätze die Möglichkeit der aktiven Mitarbeit des Patienten ein!

- Übe ggf. Teilabschnitte mit dem Patienten vor dem Hebe- bzw. Tragevorgang!
- Wähle ein präzises, verständliches Kommando, welches die Mitarbeit des Patienten und deine Vorgehensweise koordiniert!
- Überprüfe nach Abschluß des Hebe- bzw. Tragevorgangs
  - ob der Patient bequem liegt bzw. sicher sitzt,
  - ob er sich während der Handhabung sicher gefühlt hat!
- Bei Kritik akzeptiere und überprüfe seine Gegenvorschläge!

Vermeide:

Schmerzen bei den Patienten zu verursachen!

Beachte:

Beobachte den Patienten während des Hebens und Tragens!
- Nimm evtl. Mißempfindungen wahr!
- Ändere deine Griffe!
- Ändere die Hebemethode!
- Bitte um Mithilfe einer zusätzlichen Person!
- Setze ggf. Hilfsmittel ein!

Anleitung

1 Anheben eines Patienten aus Rückenlage

1. Anheben eines Patienten aus Rückenlage durch drei Helfer

z. B. – zur Vermeidung von Druckstellen
      – zum Umbetten
      – zum Überwechseln von der Trage auf den Röntgentisch

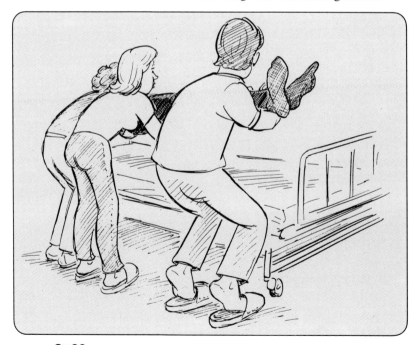

So??

23

Beachte:

Der Patient liegt in der Bettmitte und

- verschränkt seine Arme vor seinem Oberkörper (bei bewußtlosen Patienten ggf. Arme mit elastischer Binde am Rumpf fixieren).
- Durch leichtes Anheben des Patienten erleichtert ein Helfer die Placierung der Unterarme des zweiten Helfers unter dem Rumpf des Patienten. Dann werden Rumpf und Beine des Patienten (evtl. auch Kopf) umgriffen,
- angepaßte Schrittstellung aller Helfer in Richtung Bett
  - Hauptgewicht jeweils auf dem vorderen Bein (Standbein),
  - Knie- und Hüftgelenk des Standbeines sind gebeugt,
  - Rücken und Kopf (in Verlängerung des Rückens) gestreckt *(Abb. 1a–d)*,

- auf das Kommando: „Und ran", ziehen die Helfer durch das Herannehmen ihrer Arme an den Rumpf den Patienten *gleichmäßig* an die Bettkante – Hauptgewicht bleibt auf dem vorderen Bein *(Abb. 1e)*,

- auf erneutes Kommando: „Und hoch", erfolgt das Anheben des Patienten durch Streckung von Hüften und Knien der Helfer bei aktiv stabilisiertem Rumpf *(Abb. 1f)*,

- bei längerem Halten des abgehobenen Patienten (z. B. beim Wechseln der Bettwäsche oder bei Hautkontrollen), kann der Patient zu den Helfern gedreht werden. Dazu ziehen diese ihre gebeugten Arme vermehrt an den Rumpf und belasten bei unveränderter Schrittstellung jeweils beide Beine *(Abb. 1g)*,

- das Ablegen des Patienten erfolgt unter Berücksichtigung der obigen Gesichtspunkte in umgekehrter Reihenfolge:
  bei aktiv stabilisierter Wirbelsäule beugen die Helfer Hüfte und Knie des Standbeines, beugen den Rumpf vor und legen den Patienten zunächst an die Bettkante. Auf ein weiteres Kommando: „Und rüber", wird der Patient in die Bettmitte zurückgelegt. Die Helfer ziehen langsam ihre Unterarme unter dem Körper des Patienten heraus.

24

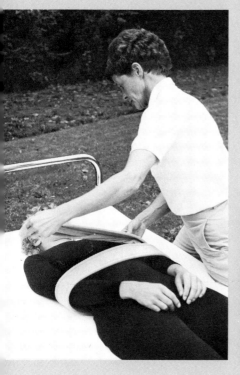 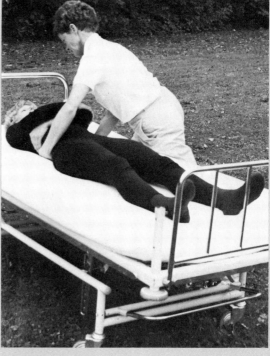

Abbildung 1a
Vorbereitungen des Hebevorganges
– bei Unfähigkeit des Patienten die Arme
selbständig zu halten, werden diese am
Rumpf fixiert, z. B. mit einer elastischen
Binde.

Abbildung 1b
Einer der Helfer hebt den Rumpf des
Patienten an, der Patient hält seine Arme
über den Brustkorb verschränkt.

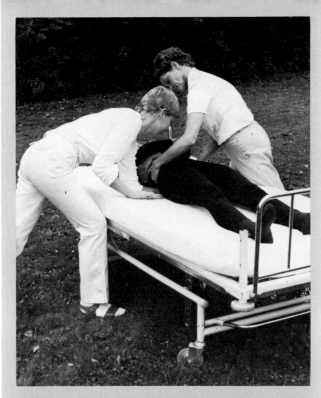

Abbildung 1c
Der zweite Helfer legt
seine Arme unter den
Rumpf des Patienten.

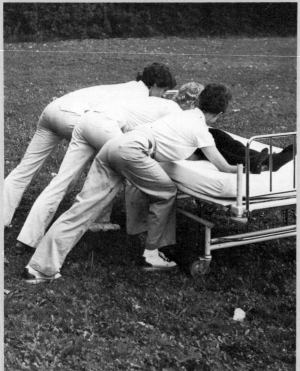

Abbildung 1d
Ausgangsstellung und
Griffweise der drei Helfer
vor dem Hebevorgang.
Der Patient liegt in der
Bettmitte.

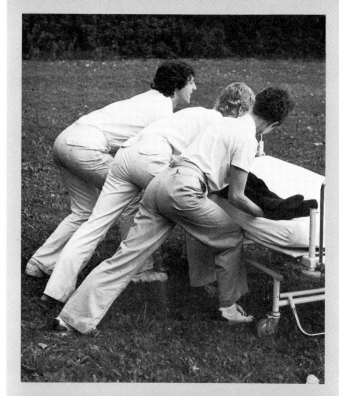

Abbildung le
Unter Beibehaltung der
Ausgangsstellung ziehen
die Helfer den Patienten
gleichzeitig an die Bett-
kante.

Abbildung lf
Beim Anheben des
Patienten wird unter Bei-
behaltung der Schrittstellung die Hubhöhe durch
die gleichzeitige Streckung
von Hüft- und Kniegelen-
ken bei stabilisiertem
Rumpf gewonnen.

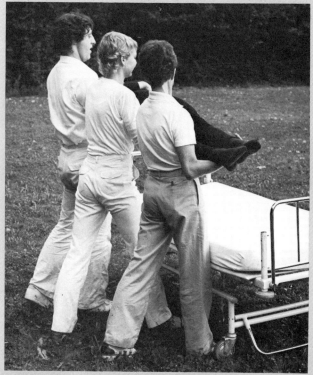

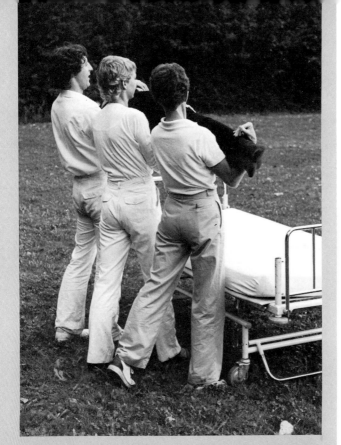

Abbildung 1g
Muß der Patient in diese
Stellung angehoben wer-
den, drehen die Helfer
ihn frontal zu sich heran.

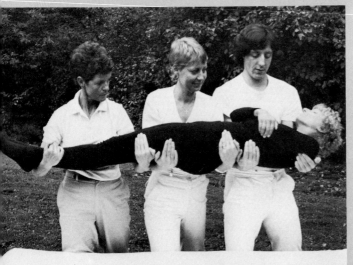

Abbildung 1h
Griffweise der Helfer,
die das Verbleiben aller
Körperabschnitte des
Patienten in seiner Kör-
perlängsachse während
des Hebevorganges
gewährt.

2 **Aufsetzen eines Patienten von Rückenlage zum Langsitz**

durch einen Helfer unter Mithilfe des Patienten oder unter Zuhilfenahme eines Hebegurtes.

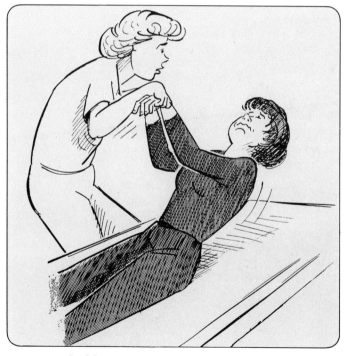

SO??

Beachte:

- Der Patient beugt seinen linken Arm im Ellbogen und legt seine Handfläche in Taillenhöhe auf das Bett,
- der Helfer steht in breiter Grätschstellung, parallel zum Bett in Höhe des Oberkörpers des Patienten, Knie und Hüften gebeugt,
- der Helfer umgreift mit seiner rechten Hand die rechte Schulter des Patienten, seine linke Hand unterstützt später den Rücken des Patienten während des Aufsetzens,
- der Patient hält sich mit gleichem Griff an der Schulter des Helfers *(Abb. 2a)*,

- auf das Kommando: „Und – Schultern nach unten spannen – Kopf anheben – Ellbogen strecken", *beginnt das Aufsitzen (Abb. 2b)*,

- der Helfer unterstützt den Aufrichtevorgang gleichzeitig durch Gewichtsverlagerung von seinem linken auf sein rechtes Bein, während der Patient den linken Ellbogen streckt *(Abb. 2c)*.

Merke:

Bei geschwächter oder schmerzhafter Schulterfunktion des Patienten wird ein Bauchgurt zum Heben benutzt *(Abb. 2d-f)*,
bei fehlender Nackenmuskulatur unterstützt der Helfer den Kopf des Patienten.

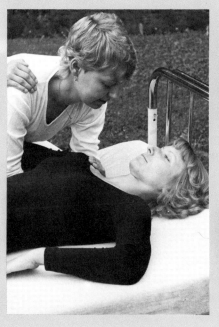 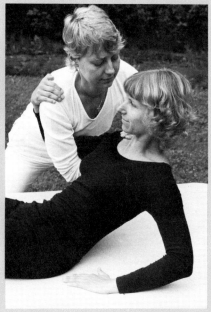

Abbildung 2a
Rumpfnahe Griffweise des Patienten und des Helfers bei gleichzeitiger Vorberei- tung der Stützmöglichkeit des Patienten durch angewinkelte Ellenbogenstellung.

Abbildung 2b
Zusammenarbeit zwischen Patient und Helfer während des Bewegungsablaufes.

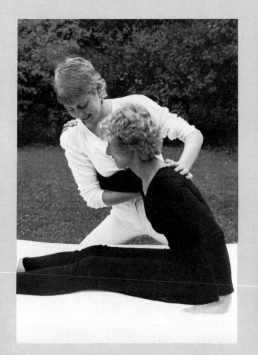 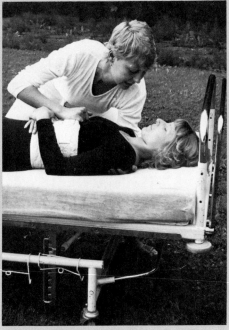

Abbildung 2c
Patient und Helfer bewegen sich bis zum
Ende des Bewegungsweges parallel auf
derselben Bewegungsebene. Der Helfer
stützt den Rumpf des Patienten bis dieser
seine Sitzposition gesichert hat.

Abbildung 2d
Benutzung des Bauchgurtes bei fehlender
Schultermuskulatur oder bei schmerz-
haften Schultern.

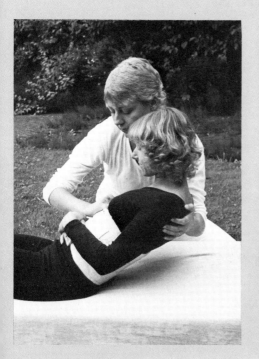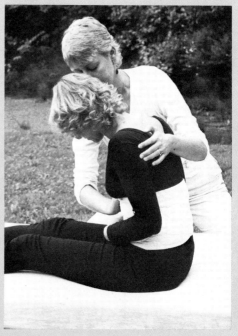

Abbildungen 2e-f
Der Patient leitet den Bewegungsvorgang mit aktiver Kopf-
bewegung ein. Der Helfer übernimmt das Gewicht des Oberkörpers und setzt den Patienten auf, indem er sein eigenes
Gewicht vom linken auf das rechte Bein verlagert.

3 Entlasten des Gesäßes im Rollstuhl

unterstützt durch einen Helfer
zur Vermeidung von Druckstellen
bei fehlender Oberflächen-
und Tiefensensibilität eines Patienten.

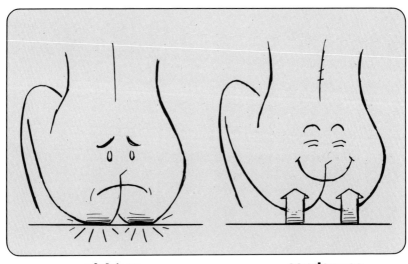

nicht so   **– sondern so**

- Griffweise des Helfers zur Vorbereitung des „Rautekgriffes" *(Abb. 3a + b)*,

- auf das Kommando: „Und – Schultern nach unten spannen", drückt der Helfer seine Unterarme fest an den Brustkorb des Patienten (Umklammerungsgriff) *(Abb. 3c)*,

- das Entlasten des Gesäßes erfolgt durch Verlagerung des gemeinsamen Schwerpunktes in Richtung Helfer, der gleichzeitig in Hüft- und Kniegelenk die Streckung vermehrt *(Abb. 3e + f)*,

- das Absetzen des Patienten erfolgt vorsichtig bei langsamer rückläufiger Bewegung:
  - Absetzen des Patienten,
  - Lösen des Umklammerungsgriffes und des „Rautekgriffes",
- Kontrolle der Sitzposition des Patienten.

Merke:

Bei fehlender aktiver Schulterspannung wird der „Umklammerungsgriff" beibehalten, der Patient zusätzlich am Bauchgurt gehoben *(Abb. 3d)*.

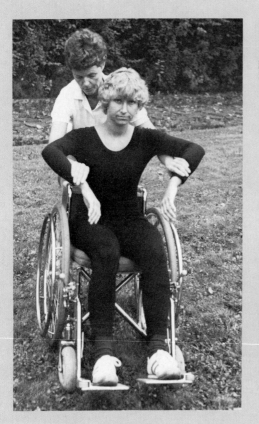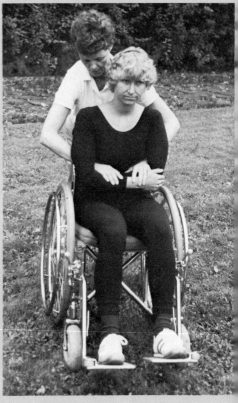

Abbildungen 3a–b
Zur Vorbereitung des „Rautekgriffes" werden die Unterarme des
Patienten vor seinem Rumpf vom Helfer zusammengeführt.

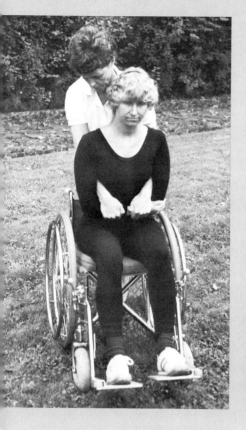

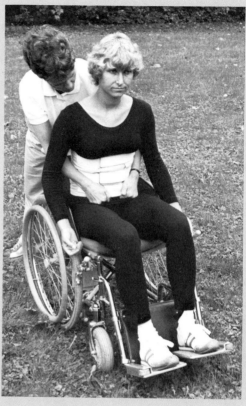

Abbildung 3c
Unter Beibehaltung des „Rautekgriffes"
wird der Rumpf des Patienten leicht vorgebeugt und die Unterarme des Helfers
an den Brustkorb des Patienten gedrückt.

Abbildung 3d
Ist die Mithilfe beim „Rautekgriff" dem
Patienten nicht möglich, wird der Bauch-
gurt benutzt. Der Patient wird im Roll-
stuhl leicht vorgeneigt und durch den
„Umklammerungsgriff" angehoben.

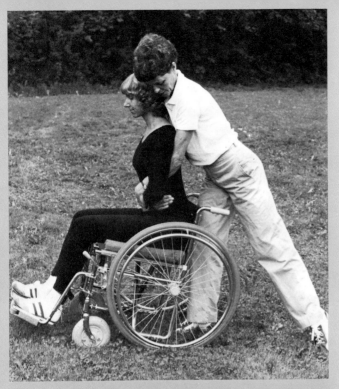

Abbildung 3e
„Rautekgriff" und leichte
Vorbeugung des Patien-
ten, Helfer in Schrittstellung mit leicht angebeug-
tem Standbein und siche-
rer Schrittstellung.

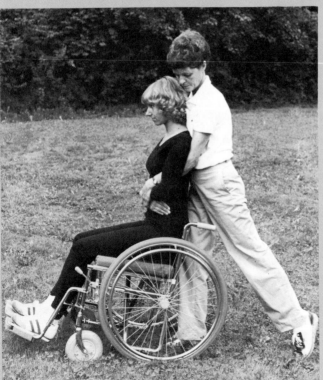

Abbildung 3f
„Rautekgriff" und
„Umklammerungsgriff".
Aktive Schulterspannung
des Patienten, sichere ver-
mehrte Streckung in Hüft-
und Kniegelenken des
Helfers gewähren die
Hubhöhe für das Ent-
lasten im Rollstuhl.

4 **Ankippen des Rollstuhls**

bei Auftreten von Kreislaufschwierigkeiten
des Patienten

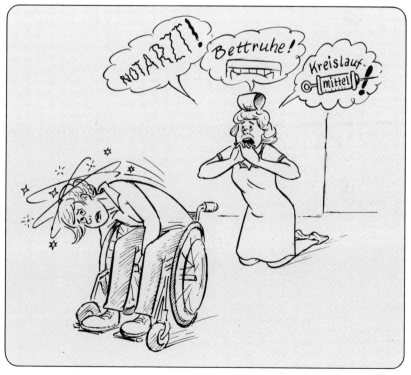

So??

Beachte:

- Bremsen feststellen *(Abb. 4a)*!

- durch Druck über die Handgriffe der Rückenlehne in Richtung äußerster Unterstützungsfläche des Rollstuhls, heben sich die Vorderräder vom Boden ab *(Abb. 4b)*,

- den Kopf des Patienten durch den Körper des Helfers abstützen (Schulter oder Ellbogenbeuge), Rollstuhl weiter nach hinten kippen *(Abb. 4c)*,

- beim abschließenden Wiederaufsetzen der Vorderräder auf den Boden, wird der Patient gut fixiert, z. B. über dem Brustbein *(Abb. 4d)*,

- wird der Patient nach langer Bettlägerigkeit zum erstenmal wieder im Rollstuhl sitzen, treten häufig statisch bedingte Kreislaufschwierigkeiten auf. Diese lassen sich in der Regel durch das Tragen von Gummistrümpfen und häufiges Ankippen des Patienten im Rollstuhl beheben. Andernfalls müssen durch den ärztlichen und pflegerischen Dienst entsprechende Maßnahmen zusätzlich durchgeführt werden.

→

Abbildung 4a (oben)
Zur Vorbereitung des „Ankippens" werden die Bremsen des Rollstuhls festgestellt.

Abbildung 4b (unten)
„Kippen" des Rollstuhls auf die Hinterräder durch den Helfer.

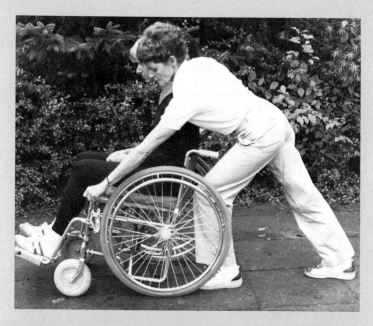

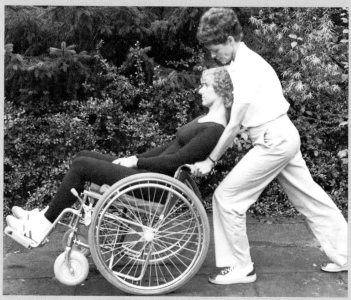

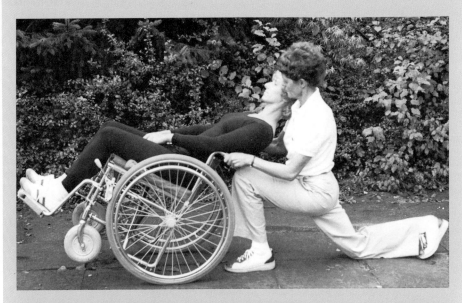

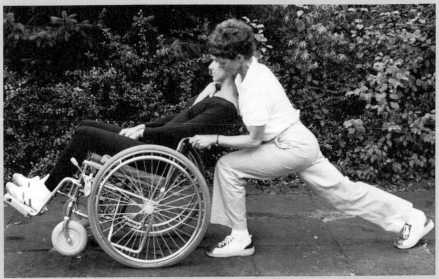

Abbildung 4c (oben)
Gesicherte Ausgangsstellung des Helfers während des „Ankippens", die die Beobach-
tung des Patienten durch den Helfer gewährleistet.

Abbildung 4d (unten)
Bei Stabilisierung des Kreislaufs des Patienten wird der Rollstuhl wieder in die Aus-
gangsposition gebracht. Der Patient durch den Helfer im Rollstuhl fixiert.

5 Überwinden einer Stufe mit dem Rollstuhl

(Auf- und abwärts) durch Unterstützung eines Helfers

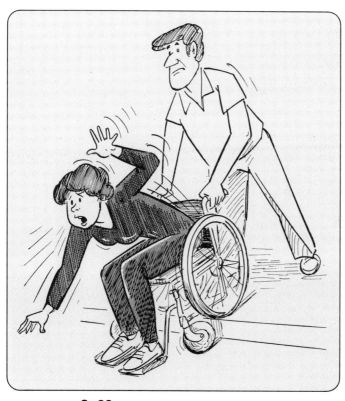

So??

Beachte:

Abwärts (Abb. 5a):

- Den Rollstuhl in Bewegungsrichtung auf die Hinterräder kippen,
- der Helfer vergrößert durch breite Schrittstellung die eigene Stabilität während des Bewegungsweges,
- den Rollstuhl auf den Hinterrädern langsam die Stufe abwärtsrollen lassen, Vorderräder werden langsam und vorsichtig auf dem Boden aufgesetzt.

Merke:

- Der Patient bremst die Beschleunigung evtl. an den Greifreifen, den Bremsen oder verlängerten Bremshebeln mit seinen Armen ab. Andernfalls muß der Helfer ihn beim Absetzen der Räder mit einer Hand fixieren,
- auf gleiche Weise wird das Bergabfahren in steilem Gelände durchgeführt.

Aufwärts:

- Den Rollstuhl in Bewegungsrichtung ankippen *(Abb. 5b)*,

- die Vorderräder auf dem Bordstein aufsetzen *(Abb. 5c)*,

- den Rollstuhl nachschieben, ggf. unterstützt der Patient den Bewegungsvorgang an den Greifreifen *(Abb. 5d)*.

→

Abbildung 5a (rechts oben)
Überwinden eines Bordsteines *abwärts* in „gekippter" Stellung des Rollstuhls. Patient bremst die Beschleunigung an den Greifreifen mit ab.

Abbildung 5b (rechts unten)
Überwindung eines Bordsteines *aufwärts*. Der Rollstuhl wird „gekippt" an die Bordsteinkante gefahren.

44

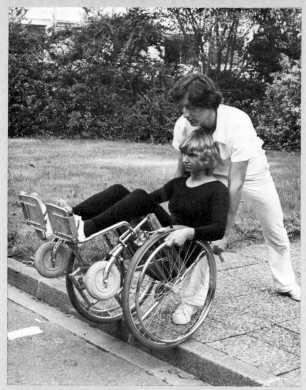

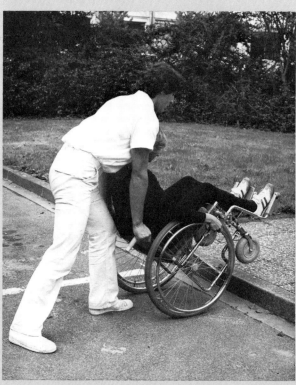

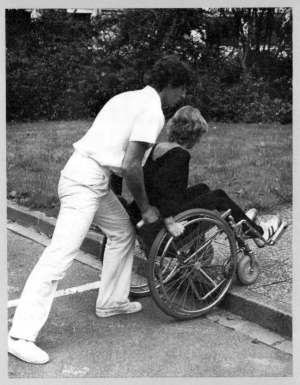

Abbildung 5c
Aufsetzen der Vorder-
räder auf dem höhe-
ren Niveau, Helfer
schiebt und Patient
zieht den Rollstuhl in
die Bewegungsrich-
tung.

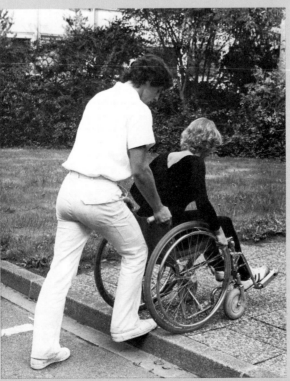

Abbildung 5d
Bei Mithilfe des
Patienten wird dieser
seinen Rumpf in die
Bewegungsrichtung
beugen.

6 Tragen eines Patienten mit Unterstützung von 2 Helfern („Australischer Hebegriff")

z. B. – vom Bett auf den Duschstuhl oder die Duschgondel,
– vom Rollstuhl eine Wendeltreppe hinauf,
– vom Rollstuhl in nicht rollstuhlgerechte Räume,
– vom Rollstuhl auf einen Sitz im Autobus.

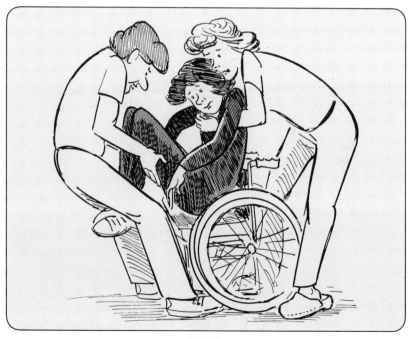

So??

Beachte:

- Der Patient wird an die Bettkante gesetzt, der Oberkörper ist leicht vorgeneigt, er legt seine Arme um die Schultern beider Helfer *(Abb. 6a + b)*,

- die Helfer stehen in Schrittstellung seitlich frontal zum Patienten und umgreifen dessen Oberschenkel und Gesäß *(Abb. 6c + d)*,

- Kommando: „Und – Schultern runterspannen und abheben". Der gemeinsame Hebevorgang erfolgt durch Streckung von Hüften und Knien der Helfer und dem Ausbalancieren des Schwerpunktes über der neuen Unterstützungsfläche *(Abb. 6c + d)*.
  Bei unveränderter Haltung des Patienten erfolgt die Änderung der Heberichtung durch kleine Schritte (seit-, vor- und rückwärts) der Helfer. Nie durch Drehbewegung in der Wirbelsäule (!!),

- das Absetzen des Patienten erfolgt langsam unter Sichtkontrolle der Helfer, durch Beugung ihrer Hüft- und Kniegelenke bei stabilisiertem Rumpf *(Abb. 6e)*.

Merke:

Erkläre dem Patienten *vor* dem Hebevorgang deine Griffweise und den Bewegungsweg, da er mit dem Rücken zur Bewegungsrichtung getragen wird!

→

Abbildung 6a–b
Griffweise eines Helfers zur Vorbereitung des Tragevorgangs. Eine Hand unter dem Oberschenkel des Patienten, die andere unter dem Gesäßknochen.

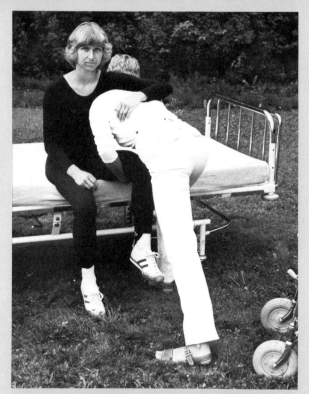

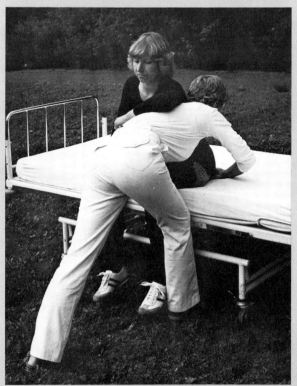

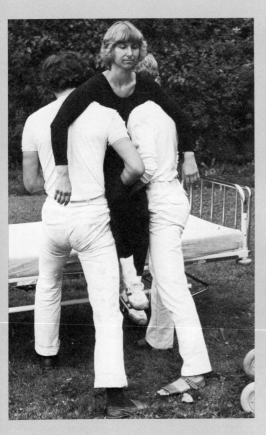
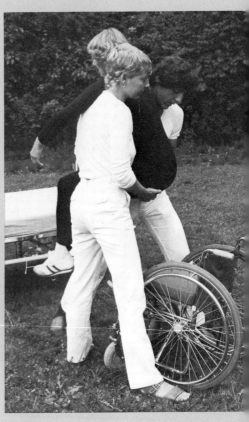

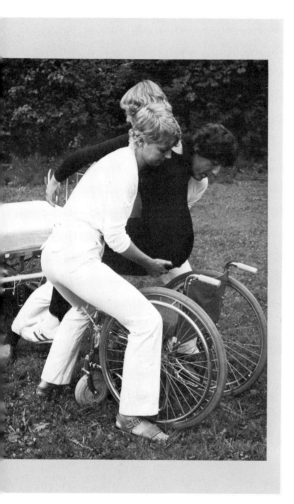

Abbildung 6c (linke Seite links)
Der Patient lehnt den Oberkörper
während des Hebe- und Tragevorgangs gegen die Schultern beider Helfer.

Abbildung 6d (linke Seite rechts)
Richtungswechsel erfolgt unter
Beibehaltung der Griffweise in
vorgeplanter Schrittfolge.

Abbildung 6e (rechte Seite)
Absetzen des Patienten erfolgt
unter Sichtkontrolle beider Helfer, die über der Sitzfläche des
Rollstuhls den Patienten durch
Beugung ihrer Hüft- und Kniegelenke absetzen.

7 Anwendung des „Australischen Hebegriffes" beim Tragen eines Patienten vom Boden in den Rollstuhl

z. B. – beim Mattenturnen,
      – von der Wiese in ein Schwimmbecken,
      – beim Sturz aus dem Rollstuhl.

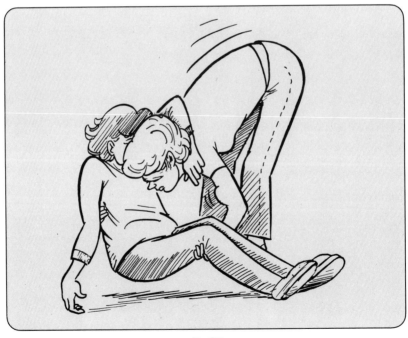

So??

- Die Griffweise des Patienten und der Helfer entsprechen der Anleitung 5.
- halber Hackensitz der Helfer; diese Ausgangsstellung stellt eine extreme Anforderung an die Helfer in Bezug auf ihre Muskelleistung und ihre Koordination während des Hebe- und Tragevorgangs *(Abb. 7a + b)*.

- auf das Kommando: „Und – Schultern spannen (betrifft Helfer und Patient) und vor", erfolgt der Wechsel der Helfer in den halben Kniestand *(Abb. 7c + d)*.
  Ggf. kann sich der Patient aktiv bei dem Hebevorgang auf den Schultern der Helfer abstützen.

- auf das Kommando: „Spannung halten und hoch", stützen sich beide Helfer an ihrem Knie vor und hoch. Durch die Streckung von Hüften und Knien erfolgt der weitere Hebevorgang *(Abb. 7e + f)*,

- für den weiteren Transport des Patienten, diesen unter dem Gesäß stützen *(Abb. 7g)*.

Merke:

Da der Patient mit dem Rücken zur Bewegungsrichtung getragen wird, muß ihm der Bewegungsweg vor dem Hebevorgang erklärt werden.

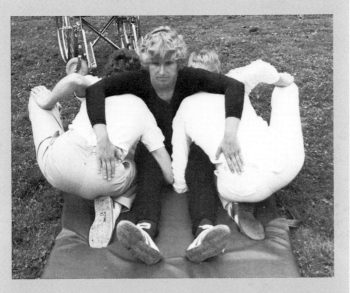

Abbildung 7a
Halber Hackensitz der
Helfer, Hände unter
den Gesäßknochen
des Patienten.

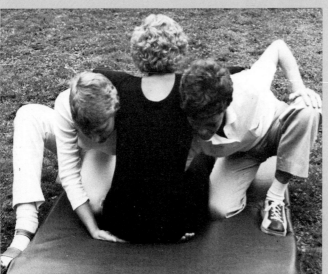

Abbildung 7b
Ausgangsstellung von
hinten. Zur Absiche-
rung stützen sich ev.
die Helfer mit ihrer
freien Hand auf ihrem
Knie ab.

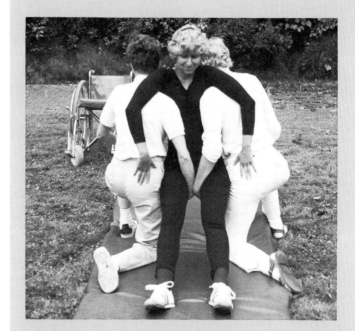

Abbildungen 7c–d
Helfer wechseln aus
halbem Hackensitz
zum halben Knie-
stand. Abbildung 7c
(oben) Ansicht von
vorne, Abbildung 7d
(unten) Ansicht von
hinten

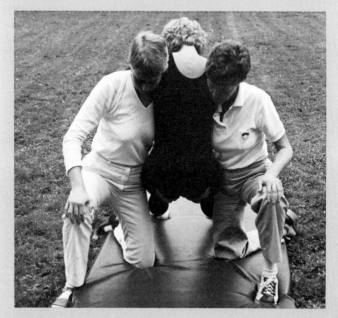

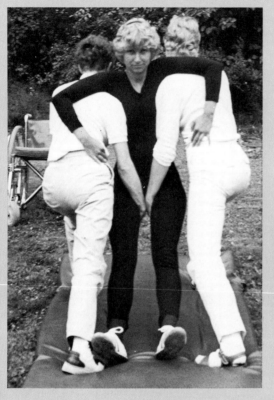
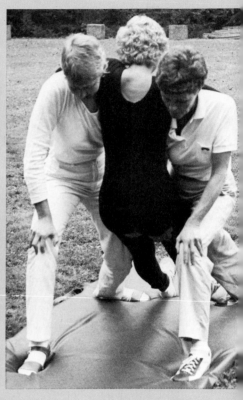

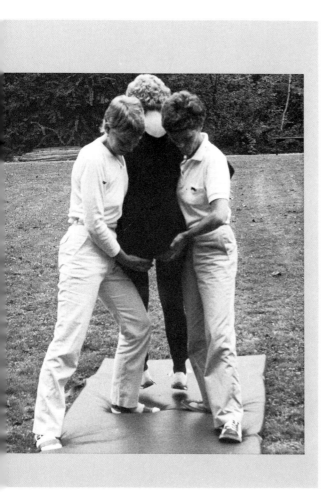

Abbildungen 7e–f (linke Seite)
Helfer wechseln aus halbem
Kniestand zum Stand unter
vermehrter Belastung des vorderen Beines.

Abbildung 7g (rechte Seite)
Griffweise während des Tra-
gevorganges in der Fortbewe-
gung.

8 Übersetzen eines Patienten mit Unterstützung von 2 Helfern

z. B. vom Rollstuhl – ins Bett,
                  – auf die Behandlungsbank,
                  – auf das Stehbrett.

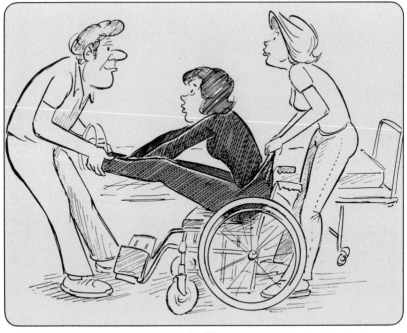

So??

Beachte:

- Der Patient sitzt im Rollstuhl,
- beide Helfer stehen in breiter Grätschstellung. Der rechte Helfer hinter dem Rollstuhl, ein Knie auf das Bett gestützt; der linke Helfer vor dem Rollstuhl möglichst nah an der Sitzfläche,
- Anwendung des „Rautek"- und „Umklammerungsgriffes" durch den rechten Helfer, der linke Helfer umgreift beide Oberschenkel des Patienten möglichst rumpfnah, mit der anderen Hand umgreift er die Unterschenkel *(Abb. 8a + b)*,

- auf das Kommando: „Und – Schultern spannen und hoch", erfolgt der Hebevorgang über die Streckung von Hüften und Knien beider Helfer *(Abb. 8c)*,

- auf das Kommando: „Und rüber", erfolgt der Bewegungsvorgang in Richtung Bett, indem der gemeinsame Schwerpunkt der Helfer in Richtung Bett verlagert wird *(Abb. 8d)*,

- langsames, gemeinsames Absetzen des Patienten.

Merke:

- Bei vorhandener Stützfunktion der Arme unterstützt der Patient den Hebe- und Bewegungsvorgang durch Abstützen an der Rückenlehne. Der rechte Helfer sichert ihn ab durch Unterstützung des Gewichtes am Gesäß,

- fehlt die muskuläre Voraussetzung zur aktiven Mitarbeit des Patienten, wird ein Hebegurt benutzt *(Abb. 8e)*.

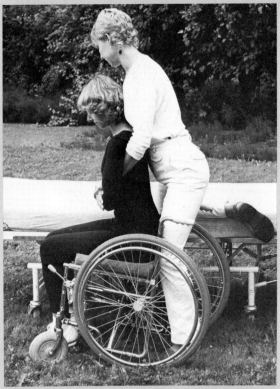

Abbildung 8a
„Rautekgriff" und „Umklammerungsgriff" eines der Helfer, Patient in leichter Vorneigung des Oberkörpers.

Abbildung 8b
Der zweite Helfer umgreift Ober- und Unterschenkel des Patienten von lateral, er steht in breiter tiefer Grätschstellung.

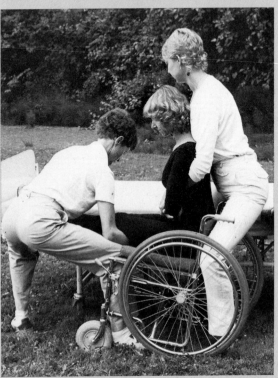

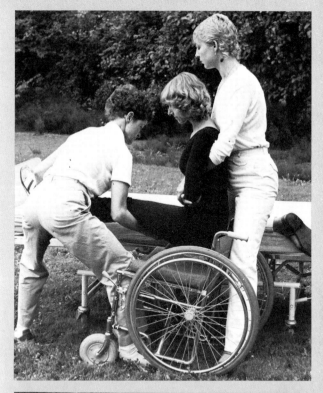

Abbildung 8c
Der Hebevorgang erfolgt
durch aktive Stabilisation des
Schultergürtels durch den
Patienten selbst und durch
aktive Streckung der Hüft-
und Kniegelenke der Helfer.

Abbildung 8d
Der Übersetzvorgang erfolgt
durch Gewichtsverlagerung
der Helfer auf das „bettnahe"
Bein über der Unterstützungsfläche.

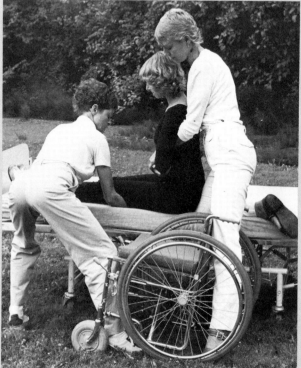

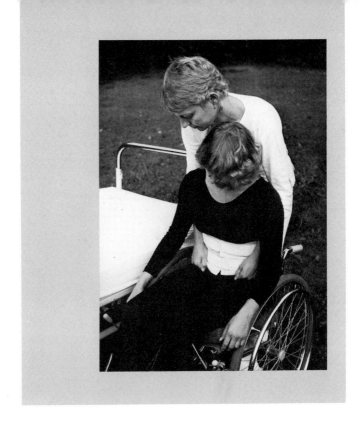

Abbildung 8e (linke Seite oben)
Bei fehlender Stützfunktion der Schultergürtelmuskulatur wird der Bauchgurt ver-
wandt.

Abbildung 8f (rechte Seite oben)
Griffweise beider Helfer während des
Absetzvorgangs.

Abbildung 8g (rechte Seite unten)
Mithilfe des Patienten erfolgt bei ausreichender Handfunktion über das Abstützen am Handgriff der Rückenlehne, bei
kurzen Armen des Patienten an der ver-
stärkten Rückenlehne selbst.

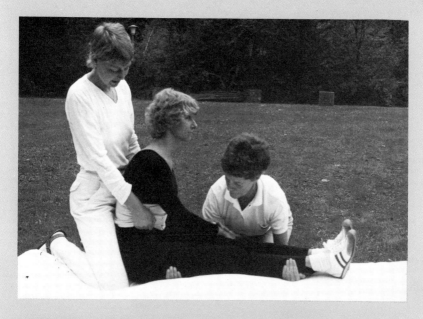

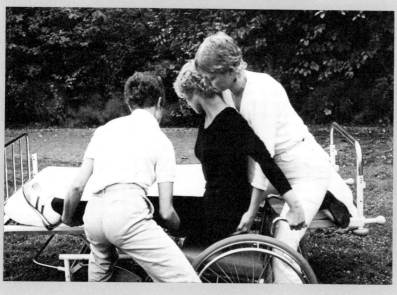

9 Übersetzen eines Patienten mit Unterstützung eines Helfers

(Geringe Mithilfe des Patienten durch teilinnervierte Schultergürtelmuskulatur möglich)

z. B. vom Rollstuhl – auf eine Behandlungsbank,
– ins Bett und das Auto,
– auf die Toilette.

(Sitzhöhe des Rollstuhles und des Bettes bzw. der Toilette sollten annähernd gleich sein).

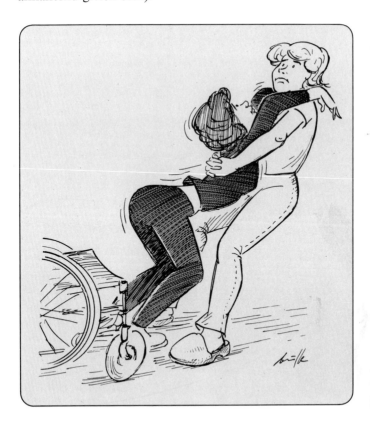

SO??

Beachte:

- Der Patient rutscht möglichst an die Vorderkante des Rollstuhlsitzes, so daß seine Füße am Boden stehen, er legt seine Arme auf den Rücken des Helfers,
- der Helfer steht frontal zum Patienten, seine Hüft- und Kniegelenke sind gebeugt, sein Blick ist in Bewegungsrichtung,
- die Knie des Helfers fixieren von vorn und seitlich die Knie des Patienten,
- der Helfer schiebt seine Hände unter das Gesäß des Patienten *(Abb. 9a + b)*,
- der Helfer vermehrt seine Hüft- und Kniebeugung, er gewinnt an Stabilität durch Senken und Verlagerung seines Schwerpunktes auf der gemeinsamen Unterstützungsfläche.

Auf das Kommando: „Stütz dich auf meinen Rücken und hoch", erfolgt der Hebevorgang *(Abb. 9c)*.

- auf das Kommando: „ Und rüber", erfolgt das Absetzen des Patienten durch leichte Drehung beider Personen und Verlagerung des Schwerpunktes in Richtung neuer Unterstützungsfläche *(Abb. 9d)*,
- Patient wird langsam abgesetzt.

Merke:

Bei schwergewichtigen Patienten erleichtert das Rutschbrett das Übersetzen *(Abb. 9e + f)*.
Voraussetzung: ausreichende schmerzfreie Schultergelenkbeweglichkeit.

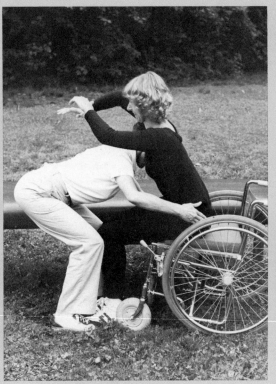

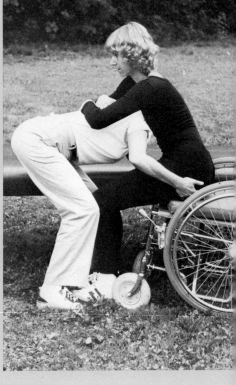

Abbildung 9a
Füße des Helfers und des Patienten stehen am Boden, Helfer steht in tiefer Grätschstellung und drückt mit seinen Knien von außen die des Patienten zusammen.

Abbildung 9b
Der Helfer schiebt seine Hände unter die Gesäßknochen des Patienten und senkt seinen eigenen Schwerpunkt durch Beugung von Hüft- und Kniegelenken.

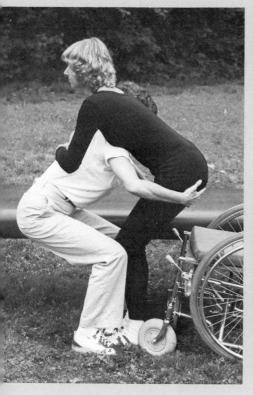 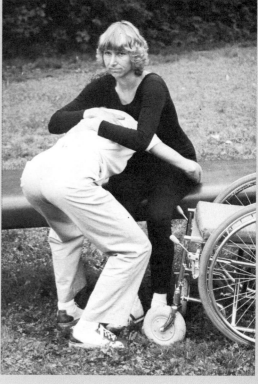

Abbildung 9c
Weiteres Senken des Schwerpunktes des Helfers. Der Patient wird durch den Kniekontakt und die Handfassung des Helfers unter dem Gesäß hoch gehoben.

Abbildung 9d
Durch eine Drehung auf der horizontalen Ebene erfolgt nach dem Hebevorgang das Absetzen des Patienten auf dem Bett.

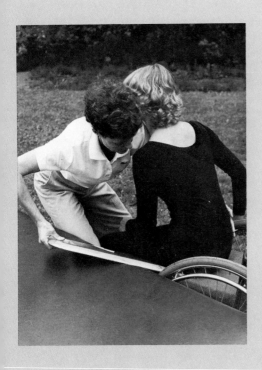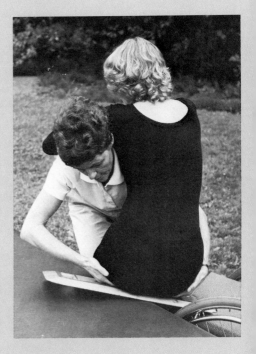

Abbildung 9e (links)
Bei schwergewichtigen Patienten wird das Rutschbrett unter das Gesäß des Patienten geschoben.

Abbildung 9f (rechts)
Herüberrutschen des Patienten, der sich auf den
Schultern des Helfers abstützt.

10 Übersetzen eines Patienten mit Unterstützung eines Helfers

(Mithilfe des Patienten nur über Kinn- oder Nackenmuskulatur möglich)

z. B. vom Rollstuhl – ins Bett
– auf die Toilette
– in das Auto

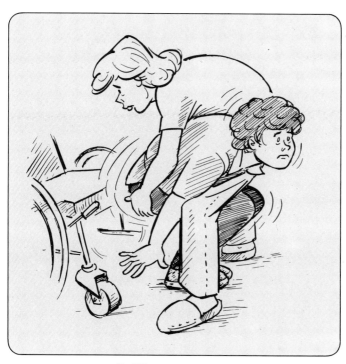

So??

Beachte:

- Der Patient sitzt auf der Vorderkante seines Rollstuhles, seine Füße berühren den Boden, der Rumpf ist in Richtung Oberschenkel vorgebeugt, der Patient hakt evtl. sein Kinn auf dem Oberschenkel des Helfers ein,
- der Helfer fixiert mit seinen Knien die des Patienten, unterstützt dessen Gesäß. Ein Teil des Gewichtes des Patienten liegt auf dem Oberschenkel des Helfers *(Abb. 10a)*,
- auf das Kommando: „Und hoch", erfolgt der Hebevorgang, u. a. durch vermehrte Beugung der Hüft- und Kniegelenke des Helfers und Heranziehen des Patienten in Richtung Helfer *(Abb. 10b)*,
- der Bewegungsweg erfolgt durch leichte Drehung des entlasteten Gesäßes des Patienten in Richtung zur neuen Unterstützungsfläche *(Abb. 10c)*,
- der Patient wird langsam abgesetzt und zum Sitz aufgerichtet.

Voraussetzung:

Optimale Beugemöglichkeit des Patienten in beiden Hüftgelenken. Bei Einschränkung der Hüftflexion des Patienten, kann dieser sich mit dem Kinn an der Schulter des Helfers fixieren *(Abb. 10d)*.

Merke:

- Die Drehscheibe, auf welcher die Füße des Patienten abgestellt werden, erleichtert den Bewegungsvorgang *(Abb. 10e–h)*,

→

Abbildung 10a (oben)
Patient hebt sein Kinn über dem Oberschenkel des Helfers ein. Der Helfer greift den Patienten unter den Gesäßknochen.

Abbildung 10b (unten)
Knie gegen Knie wird der Patient vom Sitz hochgehoben. Schwerpunkt des Helfers wird gesenkt, des Patienten angehoben.

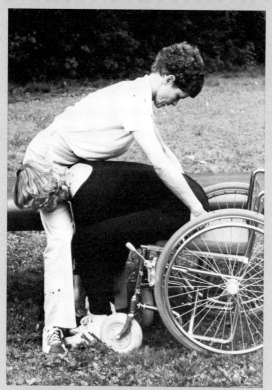

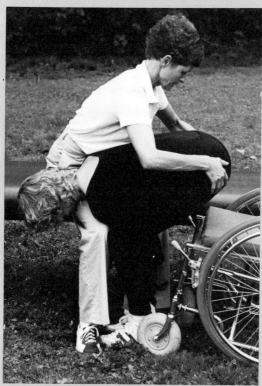

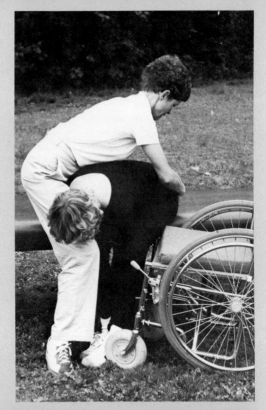

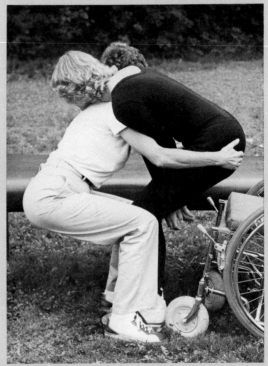

Abbildung 10c (Seite 72 oben)
Unter Beibehaltung der Griffweise wird das entlastete
Gesäß des Patienten in Richtung Bett gedreht.

Abbildung 10d (Seite 72 unten)
Mithilfe des Patienten durch seinen Kinneinsatz auf der
Schulter des Helfers. Die vermehrte Hubarbeit des Helfers leistet dieser durch vermehrtes Senken seines Schwerpunktes.

Abbildungen 10e–h (Seiten 74–75)
Die Benutzung der Drehscheibe erleichtert den Drehvorgang für den Helfer und schont die Belastung von Fuß-
und Kniegelenken des Patienten.

Abbildung 10e (Seite 74 oben)
Information des Patienten über die Funktion der Drehscheibe.

Abbildung 10f (Seite 74 unten)
Aufstellung der Füße des Patienten auf die Drehscheibe.
Kniekontakt des Helfers mit den zusammengepreßten
Knien des Patienten.

Abbildungen 10g–h (Seite 75)
Fußstellung des Patienten auf der Drehscheibe während
des Drehvorganges.

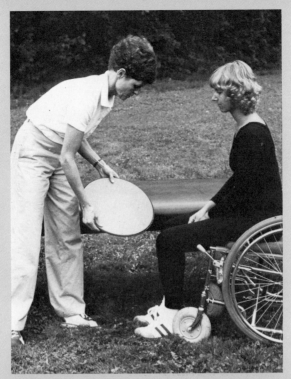

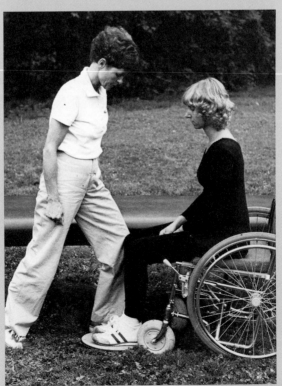

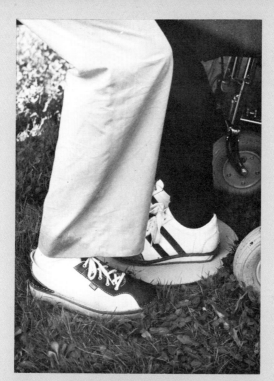

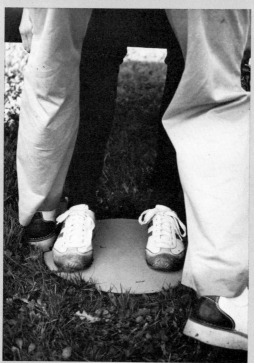

11 Transport eines Patienten im Rollstuhl über die Treppe

(auf- und abwärts) durch eine bzw. zwei Hilfspersonen

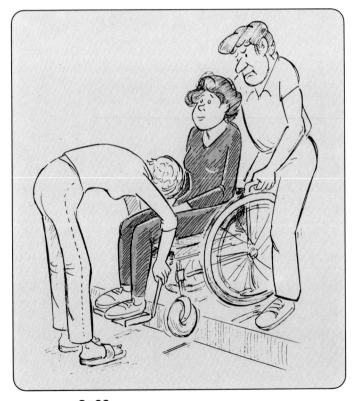

So??

Beachte:

Aufwärts:

- Patient und Helfer befinden sich entgegengesetzt zur Bewegungsrichtung *(Abb. 11a)*,
- der Rollstuhl wird auf die Hinterräder angekippt *(Abb. 11b)*,
- auf das Kommando: „Und - hoch", zieht der Helfer in breiter Grätschstellung (über 1–2 Stufen) den Rollstuhl jeweils eine Stufe höher *(Abb. 11c)*, der Patient unterstützt den Bewegungsvorgang über die Greifreifen,
- während des Transportes über mehrere Stufen, bleibt der Rollstuhl im Zustand der dynamischen Stabilität, d. h. während er hochgezogen wird, verändert sich die angekippte Stellung nicht.

Abwärts:

- Patient und Helfer befinden sich gleichsinnig zur Bewegungsrichtung *(Abb. 11d)*,
- in Bewegungsrichtung wird der Rollstuhl langsam Stufe für Stufe heruntergerollt,
- auf jeder Stufe wird die dynamische Stabilität des Rollstuhls wieder hergestellt,
- die Beschleunigung des Rollstuhles wird gebremst durch vermehrte Rücklage des Helfers, unterstützt durch das Abbremsen des Patienten über die Greifreifen oder die Bremsen.

Merke:

Ein zweiter Helfer wird hinzugezogen:
- wenn der Patient zur Mithilfe nicht die muskulären Vorausetzungen hat,
- wenn ein Helfer sich unsicher fühlt, den Patienten sicher über mehrere Stufen zu transportieren,
- der zweite Helfer faßt an den festgestellten Fußrasten des Rollstuhls und unterstützt den Bewegungsweg, bzw. bremst diesen ab, während er die dynamische Stabilität des Rollstuhls auf jeder Stufe wieder neu herstellt *(Abb. 11e–f)*.

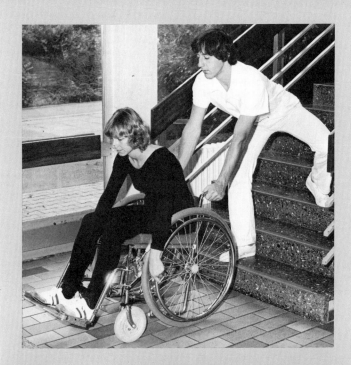

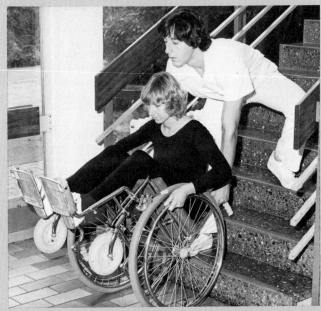

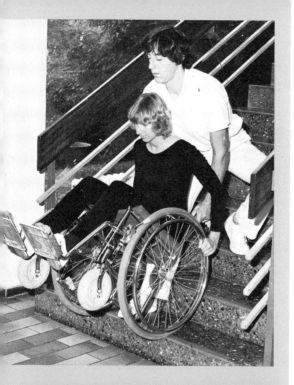

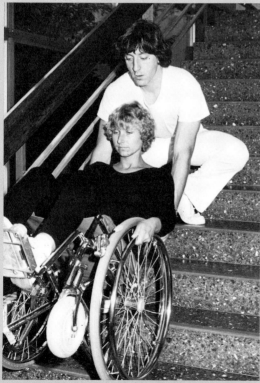

Abbildungen 11a–c
Treppe aufwärts:

Abbildung 11a (links oben)
Patient und Helfer stehen mit dem
Rücken zur Treppe, der Helfer
in breiter Schrittstellung über 1–3
Stufen.

Abbildung 11b (links unten)
„Ankippen" des Rollstuhls unter Mithilfe des Patienten an den Greifreifen, der Helfer senkt seinen Schwerpunkt um Stabilität zu gewinnen
durch Beugung seiner Hüft- und
Kniegelenke.

Abbildung 11c (rechts oben)
Heraufziehen des Rollstuhls auf die
erste Stufe gemeinsam von Patienten
und Helfer. Patient zieht seine Arme
am Körper vorbei.

Abbildung 11d (rechts unten)
Treppe abwärts:
Helfer verlagert seinen Schwerpunkt
nach unten, Richtung Treppenstufe,
um Stabilität zu erhalten. Patient
bremst Beschleunigung an den Rei-
fen ab.

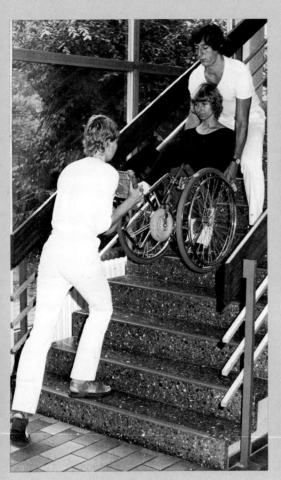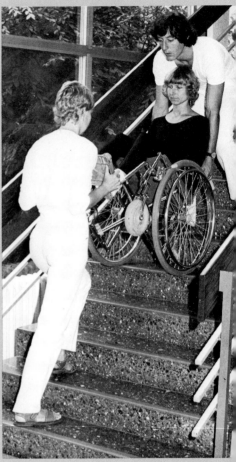

Abbildungen 11e–f
Treppe aufwärts durch zwei Helfer:
Der zweite Helfer unterstützt unter den fixierten Fuß-
rasten den Bewegungsvorgang. Die Kippstellung des
Rollstuhles bleibt während des Transportes von Stufe zu
Stufe unverändert.

Vorstellung der dargestellten kleineren Hilfsmittel

Der Bauchgurt (Abb. 12a + b):

Die Anwendung des Bauchgurtes empfiehlt sich bei schmerzhaft eingeschränkten Schultern sowie bei Lähmungen und Verletzungen im Schulterbereich. Auf diese Weise werden Zug oder Druck in diesem empfindlichen und nicht belastbaren Körperabschnitt vermieden.

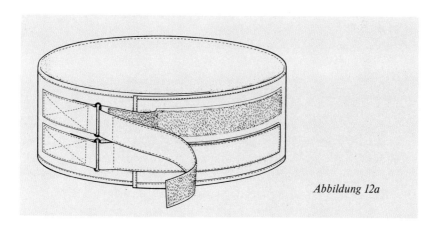

Abbildung 12a

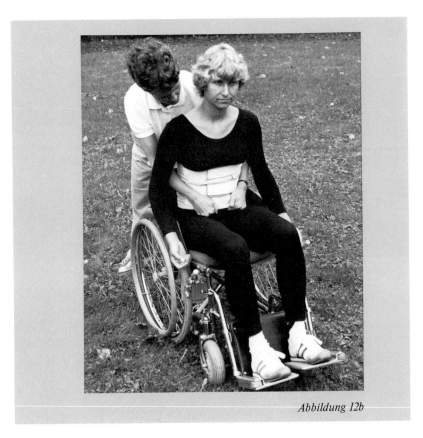

Der Gurt wird für jeden Patienten individuell verordnet (Länge: Umfang des Patienten, Breite: Abstand Brustbeinspitze/Beckenkämme) und kann in jeder orthopädischen Werkstatt angefertigt werden.

Die Drehscheibe *(Abb. 12c + d):*

Die Drehscheibe beschleunigt bei körperlich schweren Patienten den Vorgang der horizontalen Drehung *(Abb. 13d).* Liegt bei dem zu Hebenden eine zusätzliche Verletzung im Bereich der Fußgelenke vor, gewährleistet dieses Hilfsmittel einen schonenden Drehvorgang bei gleichmäßig paralleler Ausgangs- und Endstellung der Füße.
Dieses Hilfsmittel kann über jedes Sanitätshaus angefordert werden.

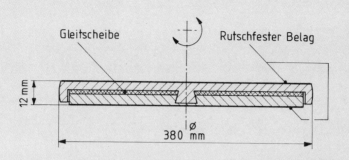

Gleitscheibe   Rutschfester Belag

12 mm

Ø
380 mm

Abbildung 12c

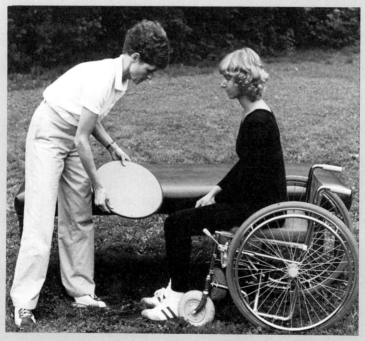

Abbildung 12d

Das Rutschbrett *(Abb. 12e + f):*

Das Rutschbrett gewährt bei körperlich schweren Patienten sowie bei nicht voll belastbaren Helfern eine schonende Arbeitsweise. Der Helfer übernimmt nur einen Teil des Patientengewichtes während des Rutschvorganges und der Bewegungsweg wird durch häufiges Absetzen des Patienten in kleine Abschnitte aufgeteilt.
Dieses Hilfsmittel läßt sich leicht selbst herstellen oder kann nach den angegebenen Maßen bei jedem Tischler in Auftrag gegeben werden.

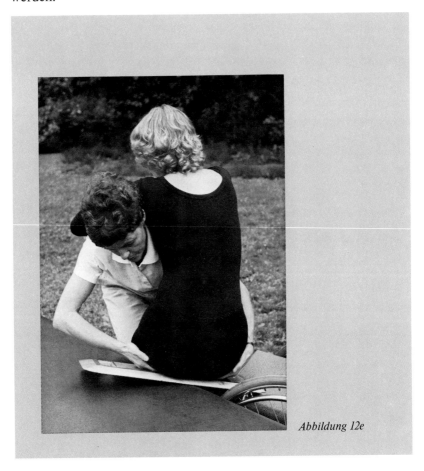

Abbildung 12e

84

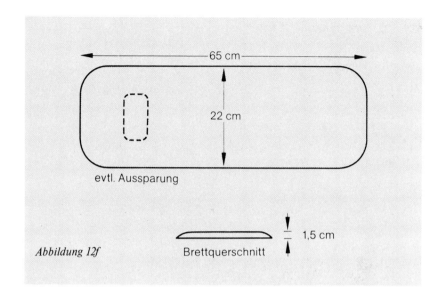

65 cm

22 cm

evtl. Aussparung

Abbildung 12f

Brettquerschnitt

1,5 cm

Physikalische und funktionell-anatomische Gesichtspunkte zum „richtigen" Heben

In den vorausgegangenen Anleitungen wurden verschiedene Möglichkeiten dargestellt, um durch kräftesparendes Arbeitsverhalten beim Heben und Tragen zur schonenden Körperhaltung anzuregen. Durch fachgerechte Unterweisung und durch ständiges Üben ist dieses Arbeitsverhalten erlernbar. Eine Übertragbarkeit auf veränderte Situationen ergibt sich durch das Verständnis physikalischer und funktionell-anatomischer Gesichtspunkte beim richtigen Heben.

Abb. 13*a* + *b* veranschaulichen den unterschiedlichen Kraftaufwand beim Heben einer Last in Abhängigkeit von der eingenommenen Körperhaltung:

– Nach dem Hebelgesetz:
  Kraft × Kraftarm = Last × Lastarm
  ergibt sich aus den angenommenen Werten für

  Abb. 13a: $X \times 3 = 30 \times 45$
  $X = 450\,kg$

  Abb. 14b: $X \times 3 = 30 \times 15$
  $X = 150\,kg$

  d. h. allein durch die Verkürzung des Lastarmes ergibt sich beim Heben der gleichen Last eine Differenz von 300 kg als Folge der unterschiedlichen Haltung des Rumpfes.

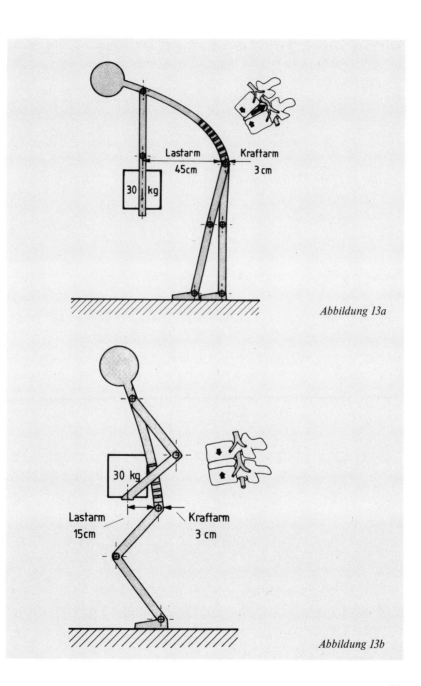

Abbildung 13a

Abbildung 13b

- *(Abb. 13b)* Beim Heben mit aufgerichtetem Oberkörper wird der Druck durch das Gewicht der Last gleichmäßig über alle Bewegungssegmente der Wirbelsäule verteilt. Einer Überlastung bzw. Schädigung des Bandscheibengewebes, der Wirbelgelenke oder der Nerven einzelner Bewegungssegmente wird so vorgebeugt.

- *(Abb. 13b)* Erfolgt das Anheben durch die Anspannung möglichst vieler Muskelgruppen, wird die Muskelarbeit von Nacken-, Rumpf-, Arm- und Beinmuskulatur erbracht. Die vorwiegende Arbeitsleistung allein durch die Rückenstrecker, führt u. a. zur Daueranspannung und zur Übermüdung dieser Muskeln *(Abb. 13a)*.

- *(Abb. 13b)* Durch die Beugung von Hüft- und Kniegelenken wird der Körperschwerpunkt des Hebenden nach unten verlagert und somit seine Stabilität während des Hebevorgangs vergrößert.

- *(Abb. 13b)* Durch das Anwinkeln der Arme wird die Last körpernah innerhalb der Unterstützungsfläche des Hebenden getragen. Diese Armhaltung, verbunden mit der aufrechten Haltung des Rumpfes, unterstützt zusätzlich seine Stabilität.

Aufgabe:

der Helfer (H) soll den Patienten (P) von seinem Rollstuhl ins Bett überwechseln.

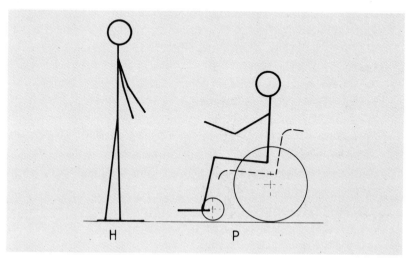

1. Schritt:

Günstige Hebebedingungen finden:

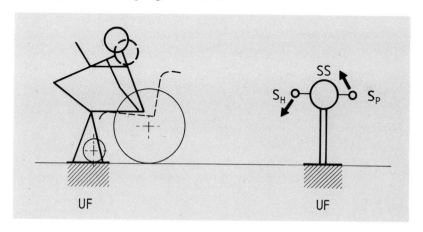

89

- der Schwerpunkt des Helfers (SH) und der des Patienten (SP) bilden beim Heben ein gemeinsames Kräftesystem, symbolisiert durch den Systemschwerpunkt (SS). In jeder Phase des Hebevorganges muß sicher gestellt werden, daß der Systemschwerpunkt (SS) über der gemeinsamen Unterstützungsfläche (UF) liegt.
- Zur Erleichterung des Hebevorganges werden:
  - die Füße des Patienten auf den Boden gestellt, um einen Teil des Patientengewichtes auf die Unterstützungsfläche zu übertragen
  - der Patient an die Kante des Rollstuhls vorgesetzt, um den Lastarm zu verkürzen
  - der Oberkörper des Patienten vorgeneigt, um seinen Eigenschwerpunkt (SP) in Richtung Systemschwerpunkt vorzubringen
  - die Knie des Patienten werden durch die Knie des Helfers fixiert, um während des Hebevorganges die Gewichtsübertragung auf die Unterstützungsfläche (UF) beizubehalten
  - die Unterstützungsfläche des Helfers wird durch seine Grätschstellung vergrößert
  - durch Beugung seiner Hüft- u. Kniegelenke wird der Schwerpunkt des Helfers (SH) über der gemeinsamen Unterstützungsfläche (UF) gesenkt und nach hinten verlagert.

2. Schritt:

Hubarbeit leisten:

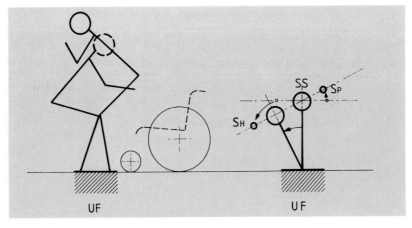

- wichtige Voraussetzungen für eine günstige Kraftentwicklung des Helfers ist das Anspannen der ventralen und dorsalen Nacken- und Rumpfmuskulatur (aktive Stabilisation der gesamten Wirbelsäule)
- die notwendige Hubarbeit erfolgt vorwiegend durch die Aktivierung der Hüft- und Beinmuskulatur des Helfers
- ein weiterer Teil der Hubarbeit wird durch die Hebelwirkung erzeugt, wobei die Kniee des Helfers und des Patienten als Drehpunkt dienen
- während der Hubarbeit wird der Schwerpunkt des Helfers (SH) weiter gesenkt (Knie nie unter 90° beugen), der Schwerpunkt des Patienten (SP) angehoben, um die Stabilität über der gemeinsamen Unterstützungsfläche (UF) während des Hebevorganges aufrecht zu halten und um den Hebevorgang zu erleichtern.

3. Schritt:

Horizontale Drehung vollziehen:
- unter Beihaltung der Gleichgewichtslage wird in der horizontalen Ebene die Drehung vollzogen.

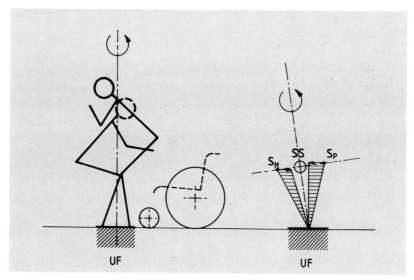

Zuordnen einer neuen Unterstützungsfläche für den Patienten:

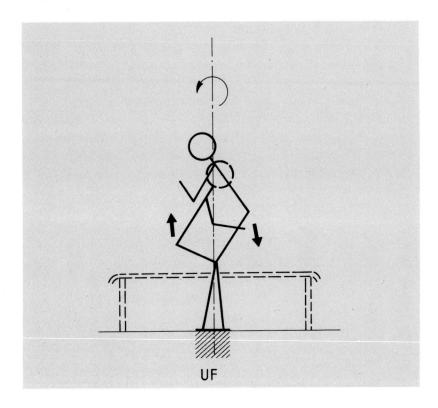

- beim Absetzen des Patienten über der neuen Unterstützungsfläche bewegen sich die Schwerpunkte SS, SP, SH in umgekehrter Richtung wie Abb. 14c
- H leistet exzentrische Muskelarbeit in Hüft- u. Kniegelenken unter Beibehaltung der aktiven Stabilität seines Rumpfes.

Literaturhinweis

ABERMEHT, L.
„Sicher arbeiten – richtiges Heben und Tragen in der Krankenpflege"
Sonderheft der Zeitschrift „Die Diakonie", Jahrg. 1976.

COTTA, H.
„Der Mensch ist so jung wie seine Gelenke"
R. Piper & Co. Verlag, München, 2. Aufl. 1981.

EKLUNDH, M.
„Achte auf deinen Rücken"
Pflaum Verlag, München, 2. Aufl. 1979.

PAESLACK, V. / SCHLÜTER, H.
„Physiotherapie in der Rehabilitation Querschnittgelähmter"
Springer Verlag, Berlin-Heidelberg-New York, 1980, S. 108-113.

PIETRON, H.
„Hebetechniken im Rahmen des Übersetzens von Behinderten"
Medizinisch-orthopädische Technik, 100 (1980) S. 156-162.

PIETRON, H.
„Hilfe zum Heben des Kranken"
Grundlagen der Krankengymnastik, Bd. I.
Thieme Verlag, Stuttgart, 1982, S. 268-287.

Rollstuhlschieben leicht gemacht – Umgang mit dem Rollstuhl – Hilfe für den Rollstuhlfahrer".
Hrg.: Deutsches Rotes Kreuz, Bonn (ohne Jahresangabe).

Handbuch für Rollstuhlfahrer
Ortopedia GmbH, Postf. 6409, 2300 Kiel 14 (ohne Jahresangabe).

„Denken Sie an Ihren Rücken!"
L I C, S 17183, Solna Schweden (1979).

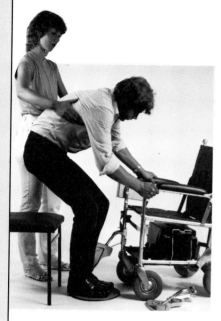
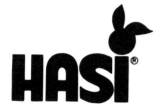

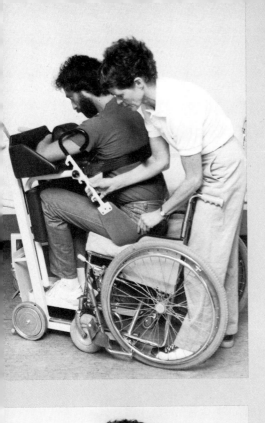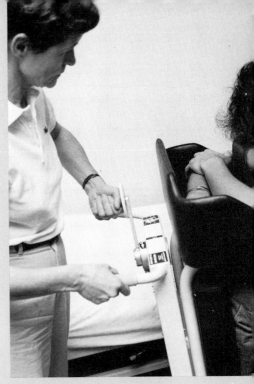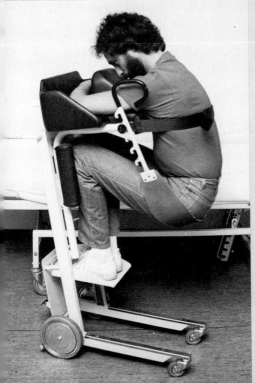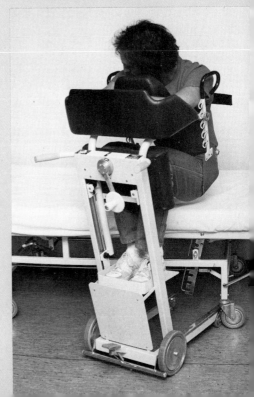

LIC ANATOM

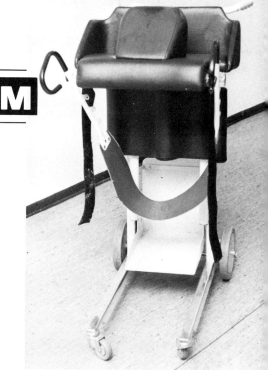

Liftstuhl

Zum Anheben und Befördern sitz-fähiger Patienten

„Klein und handlich" – so lautet das Urteil über den Liftstuhl. Hingewiesen wird auf seine zahlreichen Anwendungsmöglichkeiten in der Heim-und Hauspflege.

Durch sein kleines Format ist der Liftstuhl ideal geeignet für Heben und kurze Transporte in engen Räumen.

Das Gerät wird von einer Hilfsperson bedient. Das Übersetzen in der Badewanne ist zusammen mit einem Badelift möglich.

Geeignet für: Schwerstkörperbehinderte, deren Gehfähigkeit erheblich eingeschränkt ist, bei erhaltener Beugefähigkeit von Hüft- und Kniegelenken

LIC-ANATOM GmbH.
Münsterstraße 330. D-4000 Düsseldorf 30
Telefon (02 11) 62 69 35

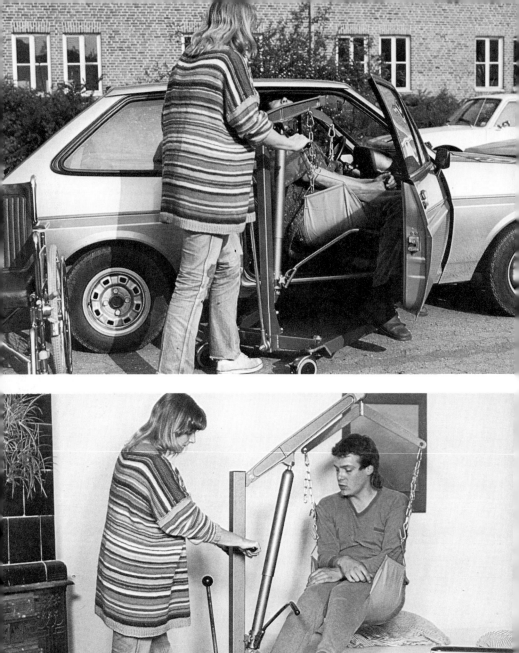
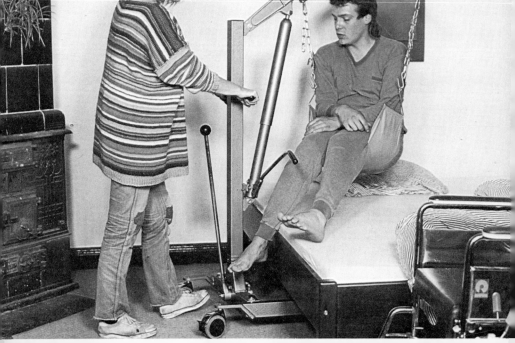

So fing es an mit dem Heben
vor über 25 Jahren

HOYER
LIFTER

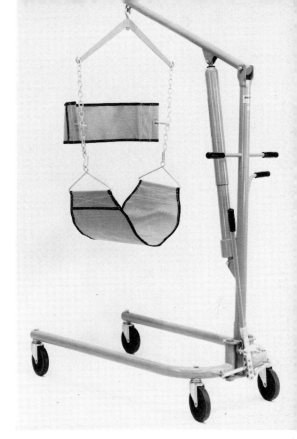

entwickelt
von den behinderten
Ted Hoyer
- zuerst für sich,
  dann für Behinderte
  in aller Welt
- zu Hause, im Heim
  oder Krankenhaus

Heute sind **HOYER LIFTER** in vielen Ländern im täglichen Einsatz

● Heben ● Umlagern ● Baden ● Toilette

Es entstanden viele Modelle

HOYER Standard Lifter
HOYER Mini Lifter
HOYER Badelifte (mit vielen Möglichkeiten für alle Wannen)
HOYER Kartop-Lifter (für PKV)

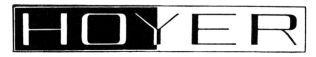

HOYER GmbH – D-6360 Friedberg/H.   Postfach 1603   Tel. 06031/92700

Medizinische Fachbuchreihe

Physikalische Therapie - Prävention - Rehabilitation

Wolfgang Arns / Antje Hüter-Becker
**Krankengymnastik
bei neurologischen Erkrankungen**
1983. 3. überarbeitete und erweiterte
Auflage. 272 Seiten mit 175 Abbildungen,
kartoniert, DM 36,–
ISBN 3-7905-0364-9

Margit Eklundh
Achte auf deinen Rücken
Aus dem Schwedischen übersetzt von Marie
Moll von Miller. 1979. 2. Auflage, 94 Seiten
mit 138 Abbildungen, kartoniert, DM 24,–
ISBN 3-7905-0297-9

Feldkamp/Danielcik
**Krankengymnastische Behandlung
der zerebralen Bewegungsstörung
- im Kindesalter -**
1982. 3. Auflage, 386 Seiten mit
300 Abbildungen, kartoniert, DM 36,–
ISBN 3-7905-0342-8

Margret Feldkamp
**Ganganalyse bei Kindern
mit zerebraler Bewegungsstörung**
1979. 224 Seiten mit 110 Abbildungen,
kartoniert, DM 32,–
ISBN 3-7905-0292-8

Otto Gillert
Elektrotherapie
1983. 2. verbesserte Auflage, 276 Seiten,
180 Abbildungen, kartoniert DM 38,–
ISBN 3-7905-0330-4

Otto Gillert
**Hydro- und Balneotherapie
- in Theorie und Praxis -**
1982. 9., völlig neu überarbeitete Auflage,
216 Seiten mit 83 Abbildungen,
kartoniert, DM 26,–
ISBN 3-7905-0373-8

Otto Gillert
**Kleines ABC
der physikalischen Therapie**
1975. 152 Seiten mit 44 Abbildungen,
kartoniert, DM 22,–
ISBN 3-7905-0239-1

Hella Krahmann/Heiko Steiner
**Krankengymnastik in Geburtshilfe
und Frauenheilkunde**
1983. 288 Seiten, 120 Abbildungen und
farbige Beilage, kartoniert, DM 43,–
ISBN 3-7905-0365-7

Horst Kosel
**Behindertensport
Körper- und Sinnesbehinderte**
1981. 324 Seiten mit 139 Abbildungen,
kartoniert, DM 48,–
ISBN 3-7905-0331-2

Horst von der Mühlen
**Krankengymnastik in Psychiatrie
und psychosomatischer Medizin**
1976. 248 Seiten mit 28 Abbildungen
und Tabellen, kartoniert, DM 28,–
ISBN 3-7905-0241-3

Asta von Mülmann
**Krankengymnastik bei Verletzungsfolgen
am Bewegungsapparat**
1975. 5., durchgesehene Auflage. 248 Seiten
mit 88 Abbildungen und zahlreichen Zeichnungen, kartoniert, DM 24,–
ISBN 3-7905-0157-3

Irmtraut Scholz-Heidrich
**Die Mukoviszidose und ihre
krankengymnastische Behandlung**
1979. 90 Seiten mit 123 Abbildungen,
kartoniert, DM 24,–
ISBN 3-7905-0309-6

Rieble/Seemann/Volkert
**Beinamputierte und ihre
funktionelle Rehabilitation**
1974. 67 Seiten mit 69 Abbildungen,
kartoniert, DM 14,–
ISBN 3-7905-0217-0

Gerald Trnavsky
Kryotherapie
1979. 88 Seiten mit zahlreichen Abbildungen, kartoniert, DM 24,–
ISBN 3-7905-0310-X

Ausführlich über diese Titel informiert Sie unser Verzeichnis „Medizinische Fachbuchreihe".
Bitte anfordern. Preisänderungen vorbehalten.

Pflaum Verlag KG · Lazarettstraße 4 · 8000 München 19